AF321392

DU TRAITEMENT

DE

LA VARIOLE

PAR LE

Salicylate d'ammonium

PAR

M. STAES-BRAME

Médecin à CROIX, près Roubaix (Nord)

*Non numerandæ sed ponderandæ
sunt observationes.*

LILLE

IMPRIMERIE DE LEFEBVRE-DUCROCQ

Rue Esquermoise, 57

1877

DU TRAITEMENT

DE

LA VARIOLE

PAR LE

Salicylate d'ammonium

PAR

M. STAES-BRAME

Médecin à CROIX, près Roubaix (Nord)

Non numerandæ sed ponderandæ
sunt observationes.

LILLE

IMPRIMERIE DE LEFEBVRE-DUCROCQ

Rue Esquermoise, 57.

1877

DU TRAITEMENT

DE

LA VARIOLE

par le Salicylate d'ammonium

Le seul traitement rationnel des maladies virulentes consisterait à atteindre directement le virus et à le détruire sur place.

Malheureusement jusqu'à ce jour ce résultat n'a jamais pu être obtenu, et l'on a pu dire à propos de la maladie virulente par excellence : « L'évolution de la variole ne peut être mo- « difiée ou abrégée par aucune médication, et tout le rôle du « médecin consiste à aider le malade à mener à bonne fin le tra- « vail qui lui incombe. » (Professeur S. Jaccoud.)

Nous n'avons pas la prétention de rechercher quelle est la nature du virus varioleux, nos moyens d'études et d'investigations ne nous le permettant pas ; nous pouvons néanmoins admettre qu'il réside dans des éléments organisés : soit dans les bactéries du sang (Coze et Feltz), soit dans les sphères de microcossus (Hallier), soit dans les granulations libres ou agglomérées (Chauveau), soit enfin dans des ferments figurés (Feltz); et nous demander, quelle que soit sa nature ou son origine, s'il n'y a pas moyen de l'atteindre et de le détruire.

Déjà, dans quelques cas de dyspepsies acides j'avais obtenu, avec le salicylate d'ammonium, de bons résultats que j'attribuai à la disparition des *merismopædia ventriculi* de Ch. Robin.

Partant alors de cette idée que l'acide salicylique avait la propriété d'arrêter ou d'empêcher l'action d'un certain nombre de ferments, pourtant bien différents les uns des autres, tels que la levûre de bière, la ptyaline, la substance glycogénique du foie, les agents de fermentation gastrique, lactique, sinapique, etc. (Kolbe, Neubauer, Vagner), je fus amené à essayer le salicylate d'ammonium dans le traitement de la variole.

En effet, aux actions antipyrétiques, antiseptiques de l'acide salicylique devait s'ajouter l'action stimulante diffusible de l'ammoniaque ; et si, dans toutes les maladies virulentes ou zymotiques, où la température s'élève considérablement, où l'organisme tout entier réagit pour éliminer le poison morbigène, jamais indication fut nette et précise, ce fut assurément celle de l'emploi du salicylate d'ammonium.

Le salicylate d'ammonium :

$$C^{14}H^{5}O^{6}.AzH^{4} \; - \; ou \; C^{6}H^{4}(OH)CO^{2}.AzH^{4} \; (Vurtz)$$

cristallise en aiguilles satinées ou en écailles cristallines. Très soluble dans l'eau, il a une saveur douce qui rappelle un peu celle de la noix fraîche ; il est très facile à préparer, puisqu'il suffit de dissoudre un équivalent d'acide salicylique dans deux équivalents d'ammoniaque et d'évaporer doucement la solution ; un équivalent disparaît pendant l'évaporation, et l'autre reste combiné avec l'acide. Le salicylate d'ammonium, sans avoir l'action irritante de l'acide salicylique, jouit cependant des mêmes propriétés antiseptiques, antifermentescibles ; comme lui, il détruit les germes dont la vitalité détermine la décomposition du milieu albuminoïde dans lequel ils se développent. Des doses relativement élevées de salicylate d'ammonium — 7.10.15 gr.— sont supportées sans inconvénients.

Le salicylate d'ammonium contient près de 90 0/0 d'acide salicylique. Il est éliminé rapidement par les urines et les sueurs. Il a, sur le salicylate de soude, le grand avantage d'être plus facile à préparer, de contenir une plus grande quantité d'acide salicylique, enfin de ne pas introduire dans l'organisme une base fixe dont les effets sur les éléments du système nerveux peuvent quelquefois être plus ou moins nuisibles.

Le résultat a pleinement confirmé mon attente, ainsi qu'on peut en juger par les sept observations qui suivent, *les seules* qu'il m'ait été donné d'observer jusqu'à ce jour.

OBSERVATION N° 1.

J., Alphonse, âgé de 9 ans 1/2, enfant assisté de la commune de Croix, section du Crechet ; a été vacciné. — je suis appelé le 10 avril au soir; l'enfant présente depuis la veille tous les symptômes de la varioloïde : douleurs siégeant à l'épigastre, douleur lombaire parfaitement caractérisée, céphalalgie violente, état saburral très prononcé, quelques vomissements, le pouls est plein, dur, fréquent, la face est injectée. Huit jours auparavant il a été à Roubaix voir un sien parent convalescent de la variole. Je prescris 30 gr. de sulfate de magnésie.

Le 11 avril : même état, sauf les vomissements qui ont cessé, la soif est toujours vive. Je prescris une potion avec 4 gr. de salicylate d'ammonium, par cuillerée d'heure en heure.

Le 12 avril : la face est moins congestionnée, la langue moins chargée, l'anxiété épigastrique et la céphalalgie ont disparu ; l'enfant demande à manger. — Deuxième potion, un peu de bouillon et de vin.

Le 13 avril : la face est normale, l'enfant n'accuse plus aucune douleur, l'état saburral a disparu. L'appétit est revenu ; la constipation a cédé aux lavements ; pas un seul bouton n'est sorti.

Le 14 avril : l'enfant sort, joue, il ne lui reste absolument rien.

OBSERVATION N° 2.

D., âgé de 14 ans, demeurant à Croix, lieu dit la Chapelle; a été vacciné. Je suis appelé le 11 avril ; son oncle et trois de ses cousins qui demeurent dans la maison attenante ont eu la variole. Le plus jeune en est mort, le premier est actuellement en convalescence.

Lorsque je le vois, il présente depuis la veille tous les symptômes de la varioloïde : fièvre, maux de tête, douleurs épigastrique et lombaire, état saburral prononcé, nausées, etc.— Huile de ricin, 40 gr.

Le 12 avril : même état. — Potion avec 4 gr. de salicylate d'ammonium, par cuillérée d'heure en heure.

Le 13 avril : l'enfant n'a voulu prendre que la moitié de sa potion ; la fièvre est diminuée ; l'état saburral est meilleur ; quelques boutons acuminés sur la figure — une dizaine.— J'insiste pour qu'il continue la potion.

Le 14 avril : les boutons sont transformés en vésicules remplies de sérosité ; la langue est bonne, la fièvre est tombée. — Je fais continuer la potion, que le malade indocile prend difficilement. — Pas de boutons sur le corps.

Le 15 avril : les boutons sont affaissés comme flétris ; l'état saburral a disparu ; l'enfant se lève, mange ; un peu de constipation qui cède aux lavements.

Le 16 avril : l'enfant va tout à fait bien ; la sérosité a disparu ; les vésicules ne sont plus que des papules rosées ; il n'y a pas eu de suppuration.

Observation n° 3.

Pierre F., garçon de laboratoire à la fabrique de produits chimiques de Croix ; 17 ans, a été vacciné ; habite Croix la semaine et retourne chez lui à Pecq, près Tournai (Belgique), le samedi soir. Son père, sa mère et quatre de ses frères viennent d'avoir la varioloïde.

Le 24 et le 25 avril : malaise, frissons, maux de tête, envies de vomir.

Le 26 avril, il vient me consulter. Il présente tous les symptômes de la variole : douleurs de tête, douleur lombaire, anorexie, fièvre intense, la face est injectée. — Sulfate de soude, 45 gr.

Le 27 avril : même état. La face est vultueuse, couverte de macules au milieu desquelles on voit poindre des boutons.— Je prescris une potion avec 5 gr. de salicylate d'ammonium par cuillerée d'heure en heure.

Le 28 avril : la face est couverte de petites papules.

Le 28 soir : l'état général est meilleur ; les boutons sont restés stationnaires, quelques-uns sont remplis de sérosité ; deux sur le front sont ombiliqués. — Continuation.

Le 29 avril : état général bon ; il demande à manger ; les boutons à la face sont, sauf quelques-uns, à peine aussi gros qu'une tête d'épingle, une petite auréole rosée les entoure.

Le 30 avril : la face est couverte de vésicules très petites ombiliquées ; on trouve des papules et des vésicules, mais toutes restent très petites ; quelques-unes sur le corps.

Le 1ᵉʳ mai : l'état général se maintient, pas de fièvre ; les vésicules n'ont pas changé d'aspect, elles paraissent flétries. Les parents sont venus chercher l'enfant pour le conduire chez eux. Je lui fais continuer le traitement.

Le 7 mai, l'enfant revient reprendre son travail. Je le revois : il n'a plus été malade, me dit-il ; il n'a pas eu de croûtes sur la figure ; à la face la plupart des boutons ont disparu sans laisser de trace visible ; ceux que l'on voit encore sont à l'état de papules rougeâtres s'effaçant par la pression. Sur le front, quatre boutons seulement ont suppuré et sont recouverts d'une petite croûte grande au plus comme une tête d'épingle.

<h3 style="text-align:center">OBSERVATION N° 4.</h3>

Émile N., âgé de 17 ans, ouvrier menuisier, demeurant à Croix, section du Créchet ; a été vacciné.

Le vendredi 25 mai, il se plaint de frissons et de douleurs de tête ; les 26 et 27, il présente tous les symptômes de la période d'invasion de la variole. Je le vois le 28 au matin : fièvre, état saburral très prononcé, la face est couverte de macules sur lesquelles on voit poindre des boutons. — Salicylate d'ammonium, 5 gr. en potion.

Le 29 mai : les papules sont nombreuses, peu développées ; très nombreuses sur la voûte et le voile du palais, quelques-unes disséminées sur le corps. — Potion avec salicylate d'ammonium, 5 gr.

Le 30 mai : les papules sont transformées en vésicules, elles conservent à peu près les mêmes dimensions ; un peu de constipation. — Lavement, même potion.

Le 31 mai : les vésicules paraissent flétries, quelques-unes contiennent un liquide opaque. — Même potion.

Le 1ᵉʳ juin : les quelques vésicules qui contenaient une sérosité opaque se sont aplaties et recouvertes d'une petite croûte ; chez toutes les autres la résorption est complète, ce ne sont plus que de petites papules rougeâtres qui disparaissent par la pression. Le malade a bon appétit, se lève, la constipation a cédé aux lavements ; depuis la veille il a eu quelques sueurs profuses.

Le 2 juin : sur le corps et sur la face il ne reste plus que des petites élevures d'un rose pâle ; le malade se promène ; il n'y a pas eu de suppuration.

Observation n° 5.

Femme Nory B., âgée de 27 ans, demeurant à Croix. Quatre semaines auparavant elle a été voir une belle-sœur qui était convalescente de la variole. Il y a huit jours, deux ouvriers travaillant chez elle sont partis malades, tous deux ont la varioloïde. Je la vois le 10 juin, il y a quatre jours qu'elle est malade : état saburral très prononcé, quelques macules sur la face, l'éruption se fait difficilement. — Ipécacuanha.

Le 11 juin : éruption discrète. — Potion avec 7 gr. salicylate d'ammonium.

Le 12 juin : la fièvre est tombée, éruption sur le voile du palais; les boutons sont à l'état de papules. — Même potion.

Le 13 juin : même état, pas de sérosité dans les boutons ; constipation. — Lavement.

Le 14 juin, cinquième jour de l'éruption : vésicules très petites remplies d'un liquide séreux trouble. — Potion avec 4 gr. de salicylate d'ammonium.

Le 15 juin : les vésicules se sont transformées en papules, sauf quelques-unes qui contiennent encore un liquide trouble et paraissent flétries. — Même potion que la veille.

Le 16 juin : la plupart des boutons ont disparu, il n'en reste plus que quelques-uns très petits à la face ; les uns sont des papules rosées disparaissant par la pression, les autres ont à leur sommet une petite croûte et figurent assez bien des papules ombiliquées.

Observation n° 6.

A., Alfred, âgé de 5 ans, demeurant rue de la Limite, à Roubaix, a été vacciné. Je le vois le quatrième jour de la maladie, le 19 juin : la face et le corps sont couverts de macules pointillées ; la variole est confluente à la face, cohérente sur le corps ; le voile du palais et les conjonctives palpébrales sont couverts de boutons; photophobie intense. En présence d'une forme aussi grave et malgré l'âge de l'enfant, je n'hésite pas à prescrire une potion avec 7 gr. de salicylate d'ammonium.

Le 20 juin : l'enfant a pris les trois quarts de sa potion ; sur le corps tous les boutons ont disparu, ne laissant après eux qu'une légère coloration violette; à la face, les macules et les papules ont considérablement pâli. L'enfant est beaucoup mieux et demande à manger ; l'éruption conjonctivale a disparu à gauche;

à droite, la photophobie persiste; papule au centre de la cornée. — Continuation.

Le 21 : même état ; l'enfant a cessé la potion depuis douze heures, les papules sont très petites et dans le même état que la veille, quelques rashs hypérémiques sur les jambes et les cuisses.— Je fais reprendre une potion avec 10 gr. de salicylate d'ammonium, une cuillerée toutes les heures.

Le 21 soir : l'excitation est grande, sueurs profuses, quelques vomissements.— Je fais suspendre le salicylate d'ammonium.— Tous les boutons ont disparu ne laissant après eux que de petites tâches violettes ; fièvre modérée, soif vive.

Le 22 juin matin : les vomissements ont cessé, même état ; fièvre attribuable à la kératite, sueurs profuses. — Potion cordiale avec 0 gr. 30 de poudre de digitale infusée dans 20 gr. d'eau.

Le 22 soir : sueurs profuses, quelques selles liquides, l'excitation a cessé ; l'enfant sommeille ; les taches, les rashs ont disparu sur le corps ; à la face, un pointillé violet indique la place des boutons.

Le 23 juin : l'état général est bon, la fièvre est tombée; l'enfant, fort difficile du reste, est calme et commence à ouvrir l'œil droit ; au centre de la cornée on voit une petite tâche blanchâtre d'environ 0,001 de diamètre : c'est la papule affaissée.

Le 24 juin : l'état général est excellent ; l'enfant joue, demande à manger ; seul l'ulcère de la cornée qui a succédé à la papule entretient encore un peu de photophobie.

Observation n° 7.

N. R., sœur du n° 4, âgée de 28 ans : premier frisson 21 juin au soir. Je la vois le dimanche 24 juin : tous les symptômes de la variole ; la face est couverte de macules sur lesquelles on aperçoit les boutons ; état saburral très prononcé.— Sulfate de soude 40 gr., salicylate d'ammonium 5 gr. en potion.

Le 25 juin : la face est couverte de petites papules ; sur le corps elles sont nombreuses et par groupes.—Potion avec 10 gr. salicylate d'ammonium.

Le 26 juin : la face est couverte de papules ; la variole est confluente à la face, en corymbes sur le corps ; quelques boutons contiennent un peu de sérosité. — N'a pas voulu prendre toute sa potion.

Le 27 juin : toutes les vésicules sont remplies de sérosité trouble.

Le 28 juin : fièvre, délire ; la suppuration commence. — Ne veut pas prendre la potion.

Le 29 juin : presque tous les boutons sont en suppuration, la figure est gonflée ; la malade a à peine pris 10 gr. de salicylate d'ammonium. — J'insiste énergiquement pour qu'elle reprenne sa potion, elle y consent. Potion avec 10 gr.

Le 30 juin : quelques boutons à la figure commencent à former croûte, d'autres sont flétris, le contenu se résorbe ; bon nombre ne sont plus que de petites papules. L'état général est bon, la fièvre est tombée, l'appétit est revenu. — Nouvelle potion avec 10 gr. de salicylate d'ammonium.

Le 1er juillet : la sérosité est résorbée partout, seuls les boutons qui étaient desséchés sont recouverts de croûtes, à peine un vingtième des boutons.

Le 2 juillet : état très bon ; la peau reprend son aspect ; les papules diminuent et pâlissent ; la malade se lève et mange.

Le 3 juillet : les papules ont disparu, il ne reste plus que quelques croûtes très petites sur la figure ; la malade va tout à fait bien.

De ces observations, il résulte que la variole a pu être arrêtée dans sa marche et disparaître sans parcourir ses phases normales.

Si nous éloignons, en effet, le n° 1, dans lequel l'éruption n'ayant pas paru, on pourrait peut-être arguer d'une erreur de diagnostic, nous voyons dans le n° 2, où le salicylate fut administré le troisième jour de l'invasion, l'éruption se faire le quatrième jour, une dizaine de boutons au plus apparaissent sur la face ; le cinquième jour, ils contiennent un peu de sérosité ; le sixième jour, ils se flétrissent ; le septième, la sérosité est résorbée, il ne reste plus que des petites papules ; pas de suppuration.

Dans les nos 3 et 4, le salicylate fut administré le quatrième jour, le premier de l'éruption qui était cohérente à la face. Le huitième jour, cinquième de l'éruption, les vésicules se flétrissent, la sérosité se résorbe, il n'y a pas de suppuration ; 15 et 20 gr. de salicylate d'ammonium ont été pris.

Dans le n° 7, nous voyons la fièvre de suppuration commencer le quatrième jour de l'éruption ; la variole était confluente à la face, en corymbes sur le corps. Au sixième jour de l'éruption, alors que la suppuration est effectuée sur quelques pustules de la face, et que le liquide des autres est lactescent, la malade n'avait encore consenti à prendre qu'une faible partie de ses potions qu'on peut évaluer à 10 gr. au plus. Ce jour, elle consent à la prendre régulièrement, et l'on voit en quarante-huit heures tous les boutons chez lesquels la suppuration n'était pas encore complète se flétrir et le contenu se résorber. Elle avait pris deux potions avec 10 gr. de salicylate d'ammonium chaque.

Enfin, dans le n° 6, on voit l'éruption céder presque immédiatement à une dose relativement élevée vu l'âge du malade (5 ans), — 7 et 10 gr., — un peu d'irritation de l'estomac et de l'intestin survenir, puis des sueurs profuses, le tout attribuable au salicylate d'ammonium dont la dose a peut-être été trop massive ; et n'était la papule qui s'était formée au milieu de la cornée droite, qui a persisté plus longtemps et qui a laissé à sa place un ulcère, on aurait pu croire avoir commis une erreur de diagnostic et pris une rougeôle boutonneuse pour une variole.

Ainsi, dans tous les cas il y a eu un véritable avortement, et avec lui l'état général s'est constamment amélioré.

D'où nous croyons pouvoir conclure :

1° Que le salicylate d'ammonium détruit le virus varioleux et arrête ainsi sa manifestation. Il peut même la supprimer tout à fait s'il est donné aussitôt les premiers symptômes de l'invasion.

2° Il y a lieu d'essayer le salicylate d'ammonium dans toutes les maladies virulentes, ainsi que dans les maladies infectieuses dans lesquelles le poison est *reproduit* et *transmis* par l'organisme infecté, telles que le choléra indien.

3° Il y a lieu d'expérimenter l'emploi du salicylate d'ammonium dans toutes les scepticémies, et en particulier dans la maladie charbonneuse, la scepticémie des blessés, la fièvre puerpérale, etc.

4° Les propriétés fébrifuges de l'acide salicylique, constatées depuis longtemps, ne sont peut-être pas autre chose que ses propriétés antiseptiques, antifermentescibles ; proposition qui étonnera moins si l'on songe que tous nos antifébriles sont en même temps nos antiseptiques par excellence, témoin le quinquina.

C'est là un vaste terrain d'expérimentation que notre peu de ressources ne nous permet pas de féconder convenablement, et sur lequel nous appelons l'attention de nos confrères mieux partagés et plus à même, par leurs travaux et leurs moyens d'étude, de tirer de ces faits toutes les conséquences logiques.

Pour nous, nous le répétons, c'est simplement au point de vue clinique, le seul qui nous soit permis, que nous avons abordé la question, et c'est comme telle que nous la soumettons au jugement de tous.

Juillet 1877.

Lilie, imp. Lefebvre-Ducrocq.

Lille, imp. Lefebvre-Ducrocq.